DE LA

CIRCONCISION

ÉTUDE CRITIQUE

DU PROCÉDÉ TRADITIONNEL ISRAÉLITE

ET MANUEL OPÉRATOIRE·

PAR

LE DOCTEUR KLEIN

PARIS

LIBRAIRIE A. DURLACHER

83 *bis*, rue Lafayette

—

1888

DE LA
CIRCONCISION

ÉTUDE CRITIQUE

DU PROCÉDÉ TRADITIONNEL ISRAÉLITE

ET MANUEL OPÉRATOIRE

PAR

LE DOCTEUR KLEIN

PARIS

LIBRAIRIE A. DURLACHER

83 *bis*, rue Lafayette

—

1888

DE LA CIRCONCISION

*Étude critique du procédé traditionnel israélite
et manuel opératoire*

PAR LE DOCTEUR KLEIN

L'opération de la circoncision n'est indiquée que d'une manière très sommaire dans la Bible et d'une façon tout à fait accessoire dans le Talmud ou recueil des lois traditionnelles. Le mode opératoire ainsi que le traitement de la plaie ont dû être transmis par voie orale, de génération en génération, depuis l'origine de cette pratique.

Contrairement à tous les médecins qui ont traité de la circoncision, nous divisons le manuel opératoire en deux temps : 1° *L'excision du prépuce;* 2° *la dénudation du gland.*

Considérer la succion comme le troisième temps de l'opération, c'est manquer absolument de logique ; lui reprocher, par contre, de ne pas être un procédé chirurgical, c'est tomber dans la naïveté.

PREMIER TEMPS : *Excision du prépuce.*

Ce temps de l'opération peut être pratiqué avec tout instrument tranchant, à la condition qu'il soit suffisamment solide pour que ses fragments ne puissent pas blesser les parties voisines. On choisit de préférence le couteau, comme plus facile à manier et permettant une section plus nette.

Pour obtenir un bon résultat, il faut prendre garde de couper la peau sur une étendue suffisante, de ne pas en couper de trop, d'exciser en même temps une portion de muqueuse et de ne pas blesser le gland.

Voici les recommandations traditionnelles à ce sujet :

Après avoir, par quelques frictions légères, provoqué l'érection du petit organe, l'opérateur repousse la peau du gland vers la racine de la verge, jusqu'à ce qu'il voie le bord de la muqueuse ; puis, saisissant entre le pouce et l'index de la main gauche une longueur de peau égale à celle du gland, il tend le prépuce de manière à voir saillir la couronne du gland et fait la section parallèlement à cette ligne.

On ne peut pas s'imaginer le nombre de précautions, plus bizarres et plus compliquées les unes que les autres, qui ont été inventées pour obtenir l'excision simultanée de la peau et d'une partie de la muqueuse. Il suffit d'un peu d'exercice pour acquérir l'habileté nécessaire à cet effet. L'opérateur doit surtout s'exercer à faire la section obliquement d'arrière en avant et de haut en bas.

De cette façon la plaie ne sera pas plus large à la partie inférieure, où le gland existe à peine, qu'à la partie supérieure, où il présente une certaine longueur.

D'autres précautions ont été indiquées par les chirurgiens pour ne pas blesser le gland. Les pinces de toutes sortes donnent des résultats défectueux, parce que leur largeur empêche l'excision d'une longueur égale du prépuce. La plupart des péritomistes se servent d'une plaque en argent suffisamment mince et fendue au milieu de sa largeur dans une étendue nécessaire pour y introduire le prépuce et refouler le gland. Il n'y a plus qu'à couper toute la partie qui dépasse la plaque. — Nous n'avons qu'un seul reproche à faire à cette plaque, c'est de faciliter la blessure du gland si la fente est trop large et de donner une douleur équivalente à la section si la fente est étroite. Bien meilleur est le procédé des anciens, qui faisaient la section de droite à gauche en rasant le bord des doigts qui tiennent le prépuce ; le couteau étant posé sur le gland avec le tranchant dirigé en haut, la blessure du gland devient impossible.

Deuxième temps : *Dénudation du gland.*

La dénudation du gland s'obtient par la division du feuillet muqueux du prépuce sur toute la longueur du gland jusqu'à la couronne. — Immédiatement après l'excision de la peau, dont la partie postérieure se rétracte fortement, et avant que le sang n'afflue au bord de la plaie, l'opérateur soulève avec l'ongle du pouce de la main droite le feuillet muqueux qui couvre le dos du gland ; il introduit ensuite, dans la cavité ainsi formée, l'ongle du pouce gauche, et, serrant fortement la muqueuse entre les ongles et la pulpe des index correspondants, il déchire ce feuillet jusqu'à la couronne du gland et renverse des deux côtés les deux lambeaux produits par la déchirure. Cette déchirure est absolument nécessaire pour que la circoncision soit valable. En effet, si la division de la muqueuse était faite par un instrument tranchant, les bords de la division se réuniraient par première intention et viendraient recouvrir le gland pour former un nouveau prépuce.

Cette manière de procéder, qu'on a appelée très improprement *déchirure par les ongles*, a soulevé de grands orages depuis 1840 jusqu'à 1870. Trois commissions médicales nommées par le Consistoire israélite de Paris (1843, 1854, 1870) ont condamné le procédé pour les motifs les plus bizarres. On lui a reproché des accidents qui n'ont jamais été constatés ; on l'a traité de barbarie, malgré la rapidité avec laquelle il s'exécute et l'utilité qu'il offre pour la guérison. La commision médicale réunie en 1888 a fait justice de ces accusations et a rendu à la déchirure le rang qui lui appartient.

On peut juger de l'ardeur avec laquelle ce procédé a été combattu et de l'incompétence de ceux qui ont voulu l'abolir par les deux opinions suivantes :

Dans la Commission de 1843, M. Michel Lévy a demandé

l'abandon complet du deuxième temps de l'opération, qu'il considère comme inutile. Comprend-on le maintien de la muqueuse sur le gland, alors que la peau est coupée ? Jamais un chirurgien compétent n'aurait pu songer à une opération pareille, dont la plaie ne se cicatriserait qu'au bout de quelques mois.

Dans la Commission de 1870, M. Sée, chirurgien des hôpitaux, a reproché à la déchirure tous les méfaits possibles et surtout *d'empêcher la réunion.* Nous dirons à l'honorable chirurgien que son reproche fait le plus grand honneur à ce procédé puisqu'il n'a pas d'autre but que *d'empêcher la réunion* et de maintenir ainsi la dénudation complète du gland, sans laquelle la circoncision n'est pas valable. Ces différentes attaques contre la déchirure ont intimidé un certain nombre de péritomistes, qui ont employé des instruments pour diviser la muqueuse. Il est résulté de ce fait un grand nombre d'insuccès, tant au point de vue de la cicatrisation ralentie qu'au point de vue du résultat final devenu complètement illusoire. Les différents procédés recommandés pour remplacer la déchirure peuvent suffire pour l'opération du phimosis, mais cette opération n'a pas le même but que la circoncision. — Celle-ci, en effet, doit mettre le gland à découvert pour provoquer la transformation de son revêtement muqueux en couche épidermique.

Pour bien réussir dans cette manœuvre, il est important de la pratiquer immédiatement après la section de la peau ; le temps de prendre un instrument est déjà du temps perdu ; car le sang vient couvrir le bord de la muqueuse et empêcher de le saisir avec certitude à la surface du gland. La déchirure doit être faite, autant que possible, sur la ligne médiane de la face supérieure du gland ; le feuillet muqueux doit être soulevé par l'ongle en grattant légèrement à l'extrémité du gland de manière à ne pas introduire l'ongle dans le méat urinaire. Pour faciliter l'introduction de l'ongle entre le gland et la muqueuse préputiale, les péritomistes taillent en pointe émoussée les ongles des pouces.

Une fois la muqueuse fendue jusqu'à la couronne du gland, il faut souvent, pour la replier en arrière, l'arracher de toute la surface du gland où elle est retenue par des adhérences. Ce moment de l'opération exige une certaine délicatesse que les péritomistes obtiennent par une longue pratique.

Voilà donc l'opération terminée; reste le traitement de la plaie. Ce traitement se divise en trois temps :

1° La succion ; 2° l'application d'un topique hémostatique ; 3° le pansement.

1° *De la succion.*

La succion se pratique de la manière suivante : Le péritomiste tient dans sa bouche une gorgée de vin ou d'un autre liquide alcoolique et y introduit la plaie tout entière dont il aspire le sang avec force. — Après avoir craché, il recommence la même manœuvre, crache encore, puis refait la succion pour la dernière fois et de la même façon.

La succion a soulevé contre elle des réclamations formidables et se trouve encore aujourd'hui au ban de l'opinion médicale. Dès 1840, on l'a accusée de multiplier les cas de syphilis ; une commission médicale réunie par le Consistoire de Paris en 1843, a décrété l'abolition de cette pratique comme éminemment dangereuse, transportant la contagion de l'opérateur à l'opéré et réciproquement. Jamais jugement ne fut porté avec plus de légèreté et avec moins de sévérité dans l'enquête. Nous diviserons en trois catégories les accidents de syphilis qui ont été reprochés à la succion.

a. Dans la première catégorie, nous pouvons placer la majeure partie de ces cas, peu nombreux du reste, et dans lesquels le diagnostic était faux ou douteux. Citons à ce sujet les opinions formulées *contre la succion* par les Drs Ricord et Donné.

M. Ricord, ayant examiné des enfants atteints, après la circoncision, d'ulcérations sur les organes génitaux, déclara ce qui suit :

« Il est à remarquer que, chez la plupart des enfants, les engorgements des ganglions avaient fini par revêtir l'aspect des *affections scrofuleuses...*

« *Les préparations mercurielles ont eu très peu d'efficacité...*

« *Aucune des éruptions observées sur la peau n'a été franche-ment caractéristique...* »

M. Donné déclare :

« Quoiqu'il *ne me soit pas démontré* que les accidents survenus à la suite de la circoncision, chez un certain nombre d'enfants israélites, soient dus à la transmission d'une *affection conta-gieuse; que je sois resté dans le doute* sur la nature et la cause de ces accidents, etc... »

D'autres médecins éminents, consultés sur l'opportunité de la succion, l'ont condamnée sans jugement, sans avoir rien vu ni de l'opération ni des accidents :

« *Après m'être fait rendre un compte exact,* je déclare...

Signé : Roux. »

« *Après m'être fait rendre un compte exact,* j'estime, etc...

Signé : Cruveilhier. »

« *Après m'être fait rendre un compte,* je pense, etc...

Signé : Andral. »

« J'estime que dans la circoncision, etc...

Trousseau. »

Voilà comment la science se pratiquait en l'an de grâce 1843.

b. Dans la deuxième catégorie d'accidents, nous rangeons ceux qui sont survenus manifestement par des causes étrangères à l'opération.

Déjà l'un des membres de la Commission médicale de 1843 a fait observer timidement que la syphilis, dont on accusait un opérateur, pouvait avoir été communiquée par la nourrice malade qu'on avait renvoyée. Sa voix n'eut pas d'écho.

Des accidents syphilitiques manifestes, reprochés à la succion, ont été constatés *dans les huit jours* qui ont suivi l'opération. Or tout le monde sait aujourd'hui que l'incubation de la syphilis dure, *au moins*, *dix jours* et généralement davantage. Aussi n'est-ce pas sans étonnement que nous trouvons une erreur de ce genre dans le remarquable *Traité de la syphilis infantile*, de l'éminent Henri Roger. Sous l'inspiration d'un docteur Hand-vogel, notre vénéré maître et ami raconte le fait d'une inoculation syphilitique *par succion*, dont les accidents se montrèrent *au moment où la plaie guérit d'habitude*. Or ce moment est généralement le *troisième jour* et, au plus tard, le *huitième jour* après l'opération.

c. Notre troisième catégorie comprendra les faits rarissimes où des accidents contagieux sont dus réellement à l'opération. Ici nous nous contenterons d'une simple démonstration algébrique.

Tous les chirurgiens ont constaté des faits de contamination entre opérateurs et opérés, sans avoir pratiqué la succion.

Si donc nous désignons par x l'influence contaminante de tous les éléments d'opération et de pansement, et par y l'influence contaminante de la succion, nous aurons les deux équations suivantes :

$$x = \text{contagion}$$
$$\underline{x + y = \text{contagion}}$$

Faisons la soustraction, nous trouverons $y = 0$.

Ah ! si les contagions opératoires n'avaient jamais été observées qu'à la suite de la succion, on aurait eu le droit d'accuser cette pratique, même dans les cas douteux. Mais comment pouvait-on attribuer à un élément supplémentaire des accidents qui avaient été, je ne dis pas *aussi souvent*, mais *plus souvent* constatés dans des opérations où cet élément ne figurait pas ?

C'est qu'il y avait un parti-pris, on demandait la suppression d'une prescription talmudique, et la preuve qu'il ne s'agissait pas d'une œuvre humanitaire, mais d'une œuvre antitalmudique, c'est le cri de Michel Lévy (après tous les accidents mis sur le compte de la succion) : « *Passe encore pour la succion*, si MM. les rabbins y tiennent absolument, mais le second acte (déchirure de la muqueuse) ne peut être maintenu sans danger. »

C'était tout naturel : la déchirure, prescription religieuse, devait être sacrifiée à la réforme antitalmudique ; le sacrifice de la succion importait moins, puisque ce n'est qu'une recommandation médicale.

Enfin la succion fut abolie officiellement, sous la direction du docteur Cahen, président du Consistoire de Paris ; mais les diagnostics portés sur les enfants étaient tellement peu valables qu'on eut recours à une autre machine de guerre. Il est vrai, dit-on, que les enfants sont peu exposés à être contagionnés par l'opérateur qui, généralement, n'est pas malade. Mais que les opérateurs prennent garde, car ils peuvent eux-mêmes être inoculés par des enfants malades.

Eh bien ! chose curieuse, la succion se pratique depuis des siècles sur les plaies les plus évidemment virulentes : les morsures de la rage, les piqûres anatomiques, les piqûres de serpents, etc. Les nombreux médecins, étudiants, gens du peuple, qui pratiquent cette succion, n'ont pas la précaution d'interposer un liquide alcoolique entre leur bouche et le virus, et jamais la science n'a enregistré d'accidents par ce fait.

Pénétré de cette vérité, nous avons demandé au Consistoire de Paris de vouloir bien réunir une nouvelle Commission médicale pour étudier d'une manière plus sérieuse qu'auparavant cette question de la succion.

La Commission, composée de MM. Duplay, Klein, Leven, Périer, Sée et Worms, s'est réunie sous la présidence de M. le grand rabbin de Paris, le 6 mai 1888.

Nous avons demandé à la Commission de faire ce qui n'a jamais été fait auparavant, c'est-à-dire d'étudier la question de la succion par l'observation clinique. Craignant, sans doute, de voir la démonstration se faire en faveur de nos idées, la Commission refusa. Nous avons offert de démontrer, par la méthode expérimentale, l'excellence de la pratique traditionnelle; *nouveau refus.* Ainsi donc les adversaires de la succion reculent devant les deux grandes épreuves de la science moderne : l'observation clinique et l'expérimentation.

Voyant notre proposition repoussée, nous avons proposé d'autoriser la succion après l'inspection de la bouche et du pharynx, les expériences de Diday, Rollet et autres ayant démontré que la salive des syphilitiques n'est pas inoculable. On nous répondit que *ces expériences étaient fausses.*

Nous avons déclaré que la durée proverbiale de *trois jours, au maximum,* pour la guérison des enfants circoncis, se prolongeait jusqu'à *huit jours, au moins,* lorsqu'on ne pratiquait pas la succion. Il nous fut répondu que les enfants non succionnés guérissaient aussi vite et aussi bien que les autres.

Nous avons déclaré que la succion, par elle-même, ne pouvait pas être nuisible et qu'elle était pratiquée, du reste, dans les cas de plaies virulentes. Il nous fut répondu qu'aucun chirurgien ne pratiquait la succion, pas même pour la piqûre anatomique, et que « *toute succion pratiquée sur une plaie est dangereuse* ».

Devant des démentis si formels, nous avons gardé le silence, nous réservant d'apporter à la séance suivante les preuves de nos affirmations.

A la séance du 14 juin, nous avons demandé la parole pour combattre, avec citations à l'appui, les démentis qui nous avaient été opposés. La parole nous fut refusée.

Voici les observations que nous voulions présenter :

Lorsque j'ai parlé de l'innocuité de la salive des syphilitiques et des expériences de Diday et Rollet, M. Leven a déclaré que ces expériences étaient fausses. En attendant que les expérimentateurs lui répondent, je lui soumettrai l'avis d'un des syphilographes les plus compétents de notre époque et qui déclare que M. Leven est dans l'erreur. Je dois ajouter que le diagnostic des syphilis qui ont motivé l'abolition de la succion est aujourd'hui fortement battu en brèche, comme je l'ai prévu il y a dix-huit ans. Seulement le vent a tourné à la *tuberculose.* Eh bien ! l'inoculation de la tuberculose par une succion trois fois répétée avec la bouche remplie d'un liquide alcoolique, se trouve en contradiction formelle avec toutes les données des expérimentateurs. L'inoculation cutanée et sous-cutanée de la tuberculose est tellement difficile qu'on a dû la remplacer par l'injection dans les cavités du péritoine et de l'œil, par l'ingestion et l'inhalation de crachats bacillaires. Voici ce que l'on trouve dans la thèse de Schmitt et ce que répètent tous ceux qui écrivent après lui : « Le tubercule est moins facilement inoculable que d'autres produits infectieux, il exige un contact plus prolongé avec les tissus, il demande un certain état de réceptivité, en un mot, il faut, pour que l'inoculation réussisse, certaines conditions de milieux qui ne se réalisent pas toujours. »

Et supposons que ce miracle arrive, que la tuberculose ait été inoculée par succion chez un enfant de moins de deux ans, « elle aboutit spontanément à guérison, d'une façon presque régulière ; car ses lésions ont habituellement tendance à se circonscrire et à s'éliminer ». (Duplay, *Archives de médecine*, 1887, p. 79.)

Voilà donc le danger moderne, encore plus chimérique que celui de 1843, qui a disparu complètement de la scène, car aucun cas nouveau de syphilis par circoncision ne s'est présenté depuis 1854 ; et, comme le déclare M. Worms, la Commission médicale de 1870 n'a pas constaté d'accidents, mais simplement de la mauvaise volonté chez les péritomistes.

M. Worms a nié la supériorité, constatée par moi-même, du procédé traditionnel sur le procédé classique, et a prétendu que les enfants traités par ce dernier moyen guérissaient également en trois ou quatre jours. — Je lui opposerai un témoin impartial, M. de Saint-Germain, qui admire la rapidité des guérisons que lui procure le procédé israélite, sans la succion ; or, cette rapidité qui le surprend dure au moins huit jours.

Mais il y a un fait plus probant : Le péritomiste très habile, recommandé par M. le grand rabbin, il y a seize ans, a dû abandonner sa pratique par suite des insuccès que lui a procurés sa fidélité au règlement consistorial. — Celui que j'ai recommandé à la même époque pour son *infidélité* au règlement est aujourd'hui l'opérateur le plus recherché de la capitale. J'ajouterai qu'un docteur-péritomiste très habile compte déjà plusieurs décès par le procédé consistorial. Et le lendemain même de notre réunion, j'ai constaté chez un de ses opérés une hémorrhagie mortelle survenue six heures après l'opération. Je suis certain que, dans ce cas, si la succion avait été faite convenablement, l'hémorrhagie se serait produite instantanément et aurait pu être arrêtée séance tenante, comme je l'ai constaté bien souvent chez des hémophiles.

Lorsqu'à votre formule si générale et si étonnante : « Toute succion pratiquée sur une plaie est dangereuse », j'ai opposé la succion de la piqûre anatomique, M. Sée a déclaré qu'à l'École elle ne se pratique plus. M. Sée avait raison dans ce sens que les cadavres de l'École pratique sont rendus inoffensifs. Mais il n'en est pas moins vrai que la succion des plaies virulentes est recommandée par tous les traités de chirurgie.

Dans le Manuel de Jamain et Terrier, elle est mise au-dessus de la ventouse, parce que cette dernière peut laisser du virus à la surface de la plaie. — M. de Saint-Germain, qui a trouvé en 1870 que la succion est répugnante et dangereuse, vient de la recommander en 1888, comme premier traitement pour les morsures de la rage. — Jules Rochard et Doleris la recommandent pour les plaies virulentes, dans le dictionnaire de Jaccoud. — Enfin le traité classique de Follin et Duplay nous donne les instructions suivantes (que M. Duplay n'a pas officiellement désavouées) :

Piqûres anatomiques. — Dès qu'une piqûre est faite, il faut avoir soin d'exercer à tout son pourtour des pressions réitérées assez fortes et, *chose meilleure encore*, de pratiquer la succion de cette petite plaie.

Plaies empoisonnées. — Si la succion de la plaie pouvait être faite par le malade ou par quelque autre personne, elle devrait être recommandée comme le moyen de traitement par excellence. *Qu'on suce sur ma foi*, disait M. Severin, et je réponds de tout.

Eh bien ! aussi longtemps que de telles recommandations seront données en faveur de la succion, sans précautions, il me sera impossible de signer l'abolition de notre succion si précautionneuse.

Je consens à la réglementer, chose bien facile ; car une seule condition est nécessaire pour éviter même le soupçon de tout danger :

Du moment que l'opérateur ne présente aucune lésion de la bouche ni du pharynx, la succion ne pourra être nuisible ni à lui ni à l'enfant, quel que soit leur état de santé.

Je dis plus, l'abolition de la succion n'a jamais offert contre les contagions opératoires la garantie que présente ma proposition d'examiner les voies buccales du péritomiste.

Quelle est donc l'utilité de la succion ? Il nous est bien plus facile de répondre à cette question aujourd'hui qu'il y a dix-huit ans. La Mischna nous montre que la succion est destinée à prévenir des dangers ; car il y est permis de la pratiquer le jour du sabbat. Pour enfreindre une loi du Pentateuque en faveur d'une prescription purement médicale, il fallait avoir la certitude absolue de sa nécessité et de son efficacité. — Un autre passage de la Mischna nous prouve ce fait avec la plus grande évidence. Quelques précurseurs du célèbre Pasteur avaient imaginé de faire avorter la rage en ingérant au blessé du diaphragme de chien enragé. La Mischna déclare que cet aliment ne doit pas être permis parce que son efficacité n'est pas dûment établie.

Il paraît que les dangers observés après la circoncision étaient bien réels et que l'efficacité de la succion était bien démontrée, puisque, trois siècles plus tard, il fut décidé de ne plus conserver, à cause des dangers constatés, les opérateurs qui ne pratiqueraient pas la succion.

On sait combien la peau des enfants est délicate jusque vers l'âge de deux mois. La moindre éraillure amène des érysipèles, du tétanos, etc. Chez les adultes, ces accidents des opérés sont aujourd'hui conjurés par la méthode de Lister. Chez les enfants si jeunes, la méthode de Lister présente elle-même des dangers et ne peut être remplacée que par la succion. La grande pensée qui domine ces deux pratiques, c'est le traitement des plaies simples par les procédés employés pour les plaies virulentes. Déjà Maisonneuve avait deviné que les accidents des opérations provenaient de l'intoxication, et il avait imaginé sa précieuse méthode de l'aspiration continue. Pendant dix-huit mois nous avons rempli les fonctions d'interne auprès de ce maître si éminemment intelligent, et nous avons constaté les heureux effets de sa méthode.

Voilà le principal avantage de la succion : ce procédé a procuré des résultats si heureux que la circoncision des enfants de huit jours a toujours été considérée comme la plus bénigne des opérations. La mortalité des petits garçons israélites n'a jamais été supérieure à celle des filles ni à celle des petits garçons non israélites. Mais quelle preuve plus frappante de l'efficacité du procédé traditionnel que l'interdiction de la circoncision par les plus sanguinaires ennemis des juifs? Lorsque l'on poursuit la destruction d'une race par le fer et le feu, on ne lui interdit pas une opération dangereuse.

La succion présente encore un avantage précieux, comme nous l'avons dit plus haut. Loin d'être, comme on l'a cru, un moyen hémostatique des peuples primitifs, elle attire le sang des parties éloignées de la plaie et permet de reconnaître sur-le-champ les dispositions hémophiliques de certains sujets.

Elle n'est donc ni dangereuse ni inutile, et son abolition ramènerait certainement tous les accidents si bien constatés par les docteurs de l'antiquité juive.

2° et 3° *Moyens hémostatiques et pansement.*

Les moyens hémostatiques employés varient suivant les pays et les époques. Anciennement on employait des poudres agglutinatives complexes; la Commission médicale de 1854 a interdit les poudres pour les remplacer par des liquides hémostatiques. La Commission de 1888 propose l'usage de la poudre d'acide borique ou de sous-nitrate de bismuth; la première nous a donné des succès très remarquables.

Le pansement de la plaie est des plus simples. On entoure la partie malade d'une bandelette d'amadou aseptique ou de coton boriqué, pendant la première journée. Le lendemain, après avoir fait tomber ce pansement dans un bain donné à l'enfant, on applique, soit des compresses d'eau boriquée, soit, comme dans l'antiquité, des compresses trempées dans un mélange d'huile et de vin; c'est à ce mélange que M. de Saint-Germain attribue, à tort suivant nous, les guérisons rapides obtenues par les Israélites.

Comment guérit la plaie de la circoncision ?

Cette question n'a jamais été étudiée par les chirurgiens avec l'attention qu'elle mérite. Il se produit, dans cette guérison, deux processus simultanés. La muqueuse, renversée sur le tissu cellulaire mis à nu, s'y greffe en quelques heures. En même temps la surface de section de cette muqueuse s'accole à la surface de section de la peau, de sorte que toute la plaie circulaire a l'apparence d'une simple coupure.

Or, chez les enfants bien conformés et opérés selon les prescriptions traditionnelles par un opérateur habile, l'accolement se fait rapidement comme celui des scarifications sur lesquelles on a appliqué des ventouses. Une fois le premier pansement tombé, la plaie est sèche et ne présente plus qu'un peu de rougeur et de gonflement qui disparaissent en deux jours.

Nous terminons ici ce petit travail, fruit d'une longue expérience, d'un examen attentif et d'une observation impartiale. Nous serions heureux de voir nos confrères soumettre nos idées au criterium de l'observation et de l'expérimentation ; nous leur répéterons ces paroles lues dernièrement à l'Académie de médecine : « Les théories séduisent, mais les faits démontrent. »

3338 — Paris, imprimerie D. Jouaust, rue de Lille, 7.

DU MÊME AUTEUR

Optique physiologique, de Helmhotz.
> Traduction française, par Javal et Klein.

De la thérapeutique de l'œil, de Bœhm.
> Traduction française, par Klein.

Influence de l'éclairage sur l'acuité visuelle.
> Ouvrage couronné par la Faculté de Paris.

Le Diabète sucré.
> (Extrait de la *Revue des Sciences médicales*.)

Le Psautier du Dr Grætz.

Quelques observations sur l'Évangile.

3338. — Paris, imprimerie D. Jouaust, 7, rue de Lille.